# BEI GRIN MACHT SICH IHR WISSEN BEZAHLT

- Wir veröffentlichen Ihre Hausarbeit,
  Bachelor- und Masterarbeit

- Ihr eigenes eBook und Buch -
  weltweit in allen wichtigen Shops

- Verdienen Sie an jedem Verkauf

Jetzt bei www.GRIN.com hochladen
und kostenlos publizieren

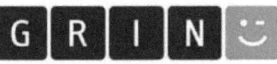

**Bibliografische Information der Deutschen Nationalbibliothek:**

Die Deutsche Bibliothek verzeichnet diese Publikation in der Deutschen National-bibliografie; detaillierte bibliografische Daten sind im Internet über http://dnb.d-nb.de/ abrufbar.

**Impressum:**

Copyright © 2017 GRIN Verlag
Druck und Bindung: Books on Demand GmbH, Norderstedt Germany
ISBN: 9783668712324

**Dieses Buch bei GRIN:**

https://www.grin.com/document/423882

Susanne Tront

# Psychische Belastungen von Intensivpflegepersonal, deren Folgen und mögliche Bewältigungsstrategien

GRIN Verlag

**GRIN - Your knowledge has value**

Der GRIN Verlag publiziert seit 1998 wissenschaftliche Arbeiten von Studenten, Hochschullehrern und anderen Akademikern als eBook und gedrucktes Buch. Die Verlagswebsite www.grin.com ist die ideale Plattform zur Veröffentlichung von Hausarbeiten, Abschlussarbeiten, wissenschaftlichen Aufsätzen, Dissertationen und Fachbüchern.

**Besuchen Sie uns im Internet:**

http://www.grin.com/

http://www.facebook.com/grincom

http://www.twitter.com/grin_com

Krankenpflegeschule Duisburg e.V.

Staatlich anerkannte Schule

für Gesundheits- und Krankenpflege und

Gesundheits- und Krankenpflegeassistenz

Kurs: I&A 2015-2017

Titel

# „Psychische Belastungen von Intensivpflegepersonal"

## Eine Hausarbeit im Lernbereich IV / Modul 9.1

Verfasserin: Susanne Tront

Abgabedatum: 14. März 2017

# Inhaltsverzeichnis

# 1. Einleitung

Im Rahmen meiner langjährigen Tätigkeit auf einer interdisziplinären Intensivstation bin ich schon sehr oft mit Grenzsituationen, berufsbedingten Belastungen und Stress in Kontakt gekommen. Ich selbst habe erlebt, wie wenig Beachtung das Pflegepersonal selbst, hinsichtlich der psychischen Belastung am Arbeitsplatz erfährt.

„Was macht die Intensivstation mit uns ?".

„Wie schaffen wir Pflegekräfte es immer wieder den Belastungen unseres außergewöhnlichen Arbeitsplatzes standzuhalten , oder warum eben nicht?"

Pflegende auf einer Intensivstation, unabhängig welcher Fachrichtung, sind besonderen Belastungen und Ausnahmesituationen ausgesetzt. Nicht selten kommt es dadurch vor, dass die Pflegekräfte selbst krank werden. Die körperliche Belastung, die dieser Tätigkeitsbereich mit sich bringt und die sicherlich auch immens ist, möchte ich außen vor lassen, da es sonst den mir vorgegebenen Rahmen sprengt.

Der Fokus meiner Arbeit soll darauf gerichtet sein, worin genau die Hauptbestandteile der psychischen Belastung von Intensivpflegepersonal bestehen, die möglichen Folgen dessen aufzeigen und mich mit Bewältigungs- und Präventionsstrategien seitens Arbeitnehmer und Arbeitgeber befassen.

## 2. Arbeitsplatz Intensivstation

### 2.1 Arbeitsplatzbeschreibung

Im Folgenden soll ein Einblick in die Intensivstation als Arbeitsplatz mit ihren Besonderheiten und Ansprüchen an das dort arbeitende Personal gewährt werden.

Intensivmedizin „ist die Versorgung schwerst bis lebensbedrohlich erkrankter Patienten in speziellen Einrichtungen, den Intensivstationen, mit einem über das sonstige Maß weit hinausgehenden medizinischen und pflegerischen Aufwand." (Larsen 2012, S. 503 ).

Ebenfalls sehr treffend definiert wird die Intensivstation durch die Multidisciplinary Joint Commission for Intensive Care Medicine . Diese wird dort wie folgt beschrieben:

„Intensive care, also known as critical care, refers to the level of medical treatment provided to patients with acute life-threatening illnesses or injuries. These patients frequently have sustained or are at risk of suffering the failure of one or more vital systems, functions, or organs. As a result, these patients require intensive care and monitoring to support them while they recover from the underlying disease or injury. This care may be necessary over a period of hours, days, or weeks. Although intensive care may be provided at the scene of an accident; in an ambulance or medivac helicopter; in a hospital trauma center or emergency room; or in the operating room, it is most often provided in specialized intensive care units within a health care organization. „ (Multidisciplinary Joint Commission for Intensive Care Medicine, 2010 ).

Aus diesen zwei Definitionen des Arbeitsplatzes geht hervor, dass Intensivpflegekräfte ein hohes Maß an Verantwortung haben und hoch qualifiziert sein müssen, um den dort herrschenden Anforderungen gerecht zu werden. Die Überwachung kritisch kranker Patienten, Gerätetechnik auf höchstem Niveau und die Fachkompetenz, diese korrekt bedienen zu können ( Monitoranlage, Beatmungsgerät, Infusionssysteme, Dialysegerät, uvm. ). Die Übernahme teilweise ärztlicher Tätigkeiten, sofortiges Erkennen von Komplikationen oder Veränderung der Patientensituation sind nur ein Teil der umfassenden Tätigkeiten der Pflegekräfte.

„Erwartet werden insbesondere maximale pflegerische (…) Leistung, hohes Können und Kompetenz sowie unbedingte Einsatzbereitschaft – Forderungen, letztlich des >>Unmöglichen<< (...)" ( Larsen 2012, S. 522).

Hinsichtlich dieses hohen Maßes an Anforderungen wird schnell klar, dass dies Forderungen sind, „die von keinem Mitglied des Teams auf Dauer erfüllt werden können" (Larsen 2012, S.522).

## 2.2 Der Intensivpatient

Die Deutsche Interdisziplinäre Vereinigung für Intensiv- und Notfallmedizin definiert den Intensiv-patienten als einen Solchen, „dessen Erkrankungs- und/oder Verletzungsfolgen die Behandlung und Überwachung mit den Mitteln der Intensivmedizin unter Verwendung der Möglichkeiten invasiver Diagnose- und Therapieverfahren und deren Monitoring bei lebensbedrohlichem Versagen eines oder mehrerer Organsysteme erfordert." ( http://www.itw-thueringen.de)

Larsen beschreibt objektive, wie auch subjektive Kennzeichen der Ausnahmesituation, in der sich der Intensivpatient befindet. Zu den objektiven genannten Faktoren zählt Larsen sechs wichtige Punkte. Neben der akut lebensbedrohlichen Situation, der Bewegungseinschränkung bis hin zur Im-mobilität, der Aufgabe persönlicher Grenzen und der Abgrenzung zum sozialen Umfeld, werden ebenso Einschnitte im Biorhythmus und das Erdulden oft schmerzhafter Eingriffe genannt. Es kom-men die subjektiven Faktoren hinzu, die jeder Patient anders wahrnimmt und wertet. Hier werden vorwiegend Gefühle der Angst genannt. Angst vor der Zukunft, Verlustängste bzgl. sozialen Kontakten und Ansehens, Isolation, Einsamkeit und körperlichen Schäden. Ebenso werden Scham, Überforderung durch äußere Reize und emotionale Beziehungen zum Pflegepersonal benannt. ( vgl. Larsen 2012, S. 518 ).

Nicht nur die Versorgung der Intensivpatienten wird immer anspruchsvoller und umfangreicher, auch die Anzahl der zu versorgenden Patienten stieg in den letzten Jahren signifikant an. So wird im Pflegethermometer aus dem Jahr 2012 der Zeitraum der Jahre 2002 bis 2010 untersucht. Folgende Ergebnisse wurden verzeichnet:

„Einen Anstieg verzeichnen die Behandlungsfälle auf Intensivstationen (7,84%). Die Daten aus der Krankenhausstatistik des Bundes zeigen für die allgemeinen Krankenhäuser im Jahr 2010 insgesamt 2.049.888 Behandlungsfälle mit intensivmedizinischer Versorgung. Im Vergleich zu 2002 stieg die Zahl der behandelten Patienten um 148.989. Ebenso wurde die Anzahl der auf den Intensivstationen vorhandenen Betten insgesamt erhöht (8,84%). (...) Das sind im Vergleich zu 2002 zusätzliche 1.938 Betten. Nicht nur die Zahl der Betten und die Behandlungsfälle haben insgesamt zugenom-men. Ebenso stieg (...) die Zahl der Berechnungstage/ Belegungstage um 12,36% an (Zuwachs von insgesamt 812.812 Belegungstagen im betrachteten Zeitraum). In hohem Maße lässt sich dabei auch ein Anstieg schwerstkranker Personen ausmachen, die eine Beatmung (…) benötigten.(...)Während in NRW zwischen 2002 und 2010 die Zahl um 30.864 zunahm, sank sie in Berlin um 10.155 und in Bayern um 5.093." (Deutsches Institut für angewandte Pflegeforschung e.V., 2012, S. 5 ).

# 3. Belastung – Definition und Belastungsfaktoren

Um die Begriffe Belastung und Stress, die im Folgenden genannt werden, auseinanderhalten zu können, bedarf es zunächst einer Definition der Begrifflichkeiten. Mit der Thematik des Stresses wird sich im Verlauf auseinandergesetzt, eine Begriffsdefinition folgt später im Laufe der Erörterung.

## 3.1 Definition

„Unter *Belastung* versteht man objektive, von außen auf den Menschen einwirkende Faktoren wie z.B. Lärm, Zeitdruck oder widersprüchliche Erwartungen an Mitarbeiter.

Unter *Beanspruchung* versteht man die subjektiven Folgen dieser Belastungen, die sich in a) physische (z.B. Beanspruchung des Herz-Kreislaufsystems, der Muskulatur etc.) und b) psychische Beanspruchung (z.B. Beanspruchung der Aufmerksamkeit, des Gedächtnisses etc.) unterteilen lassen. (…). Durch eine Diskrepanz zwischen der Beanspruchung einer Person und ihrer jeweiligen Bewältigungsmöglichkeit (z.B. Fähigkeiten) können sich sowohl positive (z.B. höhere Aktivierung) als auch negative Beanspruchungsfolgen (z.B. Stress, Monotonie etc.) ergeben. „

(vgl. Maier, http//:wirtschaftslexikon.gabler.de )

Anhand dieser Definition ist erkennbar, dass die Belastung als Solche vorerst neutral zu sehen ist und möglicherweise nicht direkt negative Folgen für den Mitarbeiter, die Pflegekraft hat.

Auf die verschiedenen Belastungsfaktoren im Einzelnen wird im Folgenden kurz eingegangen. Eine ausgiebige Auseinandersetzung mit den jeweiligen Punkten ist auf Grund des vorgegebenen Umfangs der Arbeit leider nicht möglich, dennoch werden die einzelnen Faktoren kurz erörtert.

## 3.2 Belastungsfaktoren

Lärm auf der Intensivstation

„Ob ein Geräusch als Lärm empfunden wird hängt nicht nur von der Lautstärke, sondern auch vom Informationsgehalt des Geräusches und der Einstellung des Hörers gegenüber dem Schallereignis ab." (Hoffmann 1993, S. 19 ).

§ 15 der Arbeitsstättenverordnung des deutschen Arbeitsrechts schreibt vor, einen Lärmpegel von 55 Dezibel (dB) auf Intensivstationen, bzw. Arbeitsplätzen mit überwiegend geistiger Tätigkeit nicht zu überschreiten. ( vgl.BGBl I ).

Schrader & Schrader beschäftigten sich 2001 in der Fachzeitschrift „Intensiv" mit der Lärmthematik und fassten zusammen, dass zwischen personalbedingtem und gerätebedingtem Lärm unterschieden werden muss wobei bzgl. des gerätebedingten Lärms Schallpegel bis zu 103 dB

4

beschrieben wurden.

Der gerätebedingte Lärm macht allerdings den Großteil dieses Belastungsfaktors aus. ( D. Schrader & N. Schrader, 2001, S. 96 – 106 ). Sie benannten Lärm als einen Auslöser für Stress, auf den in Kapitel 4 näher eingegangen wird.

Schichtarbeit

Die Nacht- und Schichtarbeit stellt für den Menschen eine immense körperliche wie auch psychische Belastung dar. Der physiologische Biorhythmus wird auf den Kopf gestellt, was nicht ohne Folgen für den Körper bleibt. Van Aken et al. beschreiben den Faktor Schicht- und Nachtarbeit wie folgt:

„Die durch Schicht- und Nachtarbeit bedingte Umstellung des Schlaf- und Wachrhythmus hat körperliche Beschwerden wie Schlafstörungen, Appetitlosigkeit und Kopfschmerzen zur Folge. Auf die Nachtarbeit trifft zu, dass Arbeitsleistungen zu einer Zeit erbracht werden müssen, während der die psychische und physische Leistungsfähigkeit gemindert ist. Trotzdem erfordert die gleich bleibende Arbeitsbelastung volle Aufmerksamkeit. Soziale Kontakte mit Freunden und Familie sowie kulturelle und andere Aktivitäten müssen dem Arbeitsrhythmus untergeordnet werden." ( Van Aken et al., 2007, S. 86 ).

Personalmangel

Die mangelhafte personelle Besetzung nimmt in den letzten Jahren immer weiter zu. Die Deutsche Gesellschaft für Fachkrankenpflege und Funktionsdienste e.V. ( DGF ) hat sich ausgiebig mit der Thematik befasst und kam zu dem Schluss, dass auf Grund steigender Patientenzahlen, geringerer Verweildauer der Patienten, steigendem Patientenalter und -morbidität, der immer komplexer werdenden Versorgung die Qualität der Pflege zunehmend abnimmt und die vorherrschenden Belastungsfaktoren enorm erhöht sind. Neben steigender potentieller Gefährdung der Patienten beschreibt die DGF ebenfalls eine steigende Krankheitsrate unter Intensivpflegepersonal auf Grund von physischen wie auch psychischen Ursachen. Ebenso wird beschrieben, dass in fast jeder dritten Intensivstation (30,8%, vgl. Deutsches Institut für angewandte Pflegeforschung e.v. ( DIP )) die Pausenzeiten nicht regelmäßig eingehalten werden können und in mehr als jeder vierten Einrichtung (28,6%) vereinbarte Ruhezeiten (z.B. an Wochenenden/ dienstplanmäßiges Frei – siehe DIP) nicht eingehalten werden können. Die möglichen psychischen Auswirkungen all dieser Faktoren werden in Kapitel 4.2 näher beschrieben.

5

Die DGF fordert deshalb :

„   - Pro Schicht mindestens eine Pflegende für zwei Patienten,

- darüber hinaus:

- für Patienten mit aufwendigen organunterstützenden Interventionen (… ) eine zusätzliche Pflegende pro Schicht

- für Patienten mit hoch komplexen Versorgnungsanforderungen eine zusätzliche Pflegende pro Schicht

- zusätzliche Stellen für Leitungs-, Schulungs- und administrative Aufgaben"

( vgl. www.DGF-online.de ).


Notfallsituationen und Grenzen der Intensivmedizin

S. Kremaier beschreibt in ihrer Literaturrecherche, dass eine Notfallsituation in den meisten Fällen nicht planbar ist und somit eine sofortige, strukturierte und sichere Intervention von Seiten der Pflege und des medizinischen Dienstes verlangt. ( vgl. Kremaier, 2013, S. 33 ).

„In der Akutsituation ist das Pflegepersonal gezwungen, eigenständig zu entscheiden und bis zum Eintreffen des zuständigen Arztes zu handeln" ( Dammer, 2001, S. 235 ). Nach S. Kremaier führt die Tatsache, dass Fehlentscheidungen für den Patienten schwerwiegende Folgen haben können, zu Angst und Unsicherheit seitens des Pflegepersonals. (vgl. Kremaier, 2013, S. 33 ). Ebenso kann es zu emotionalen Reaktionen bei den zuständigen Pflegekräften kommen, die sich nach Dammer durch Unzufriedenheit, Gereiztheit oder Aggressivität ausdrücken können. In der Befragung, die Dammer beschreibt, gaben 69 % der Pflegepersonen an, auch nach dem Notfall angespannt und aufgeregt zu sein. Um diese Emotionen abbauen zu können, ist es nach Dammer notwendig, nach dem Notfall eine Pause zu machen. Dies ist laut Angaben der Befragten nur in 3,8 % der Notfallsituationen möglich.( vgl. S. Kremaier ( 2013, S. 33 ).

„Weiters ist es notwendig (…) psychosoziale Betreuung bezüglich Stress- und Konfliktbewältigung zu erfahren". ( S. Kremaier, 2013, S. 34 ).

„Da ein Notfall einen Grenzbereich zwischen Leben und Tod darstellt, ist es nachvollziehbar, dass dies eine Belastung darstellen kann und verarbeitet werden muss." (Kremaier, 2013, S. 34 ).

Trotz Intensivmedizin auf höchstem Niveau ist es nicht möglich jeden Patienten zu retten. Demzufolge ist das Pflegepersonal zwangsläufig mit der Begleitung Sterbender und dem Tod konfrontiert, was eine große Herausforderung darstellt. S. Kremaier beschreibt in ihrer Recherche eine Zusammenfassung einer englischen Studie, die sich mit der Thematik des Sterbens auf der Intensivstation befasst.

6

Sie kommt zu folgendem Schluss:

„In der Studie von Shorter & Stayt (2009) gaben Pflegekräfte immer wieder an, dass ein Unterschied besteht, ob ein Patient erwartet und friedlich (…) stirbt, oder plötzlich und in der Hektik einer Notfallsituation. Ist der Patient gut gebettet, sind unnötige Medikamente gestoppt, übermäßige Überwachungsgeräte entfernt und die Pflegeperson hat das Gefühl, alles mögliche für den Sterbenden getan zu haben,(…) wird dies als Kontrolle über die Situation beschrieben und erleichtert der Pflegeperson, mit der Situation zurecht zu kommen. Ein plötzlicher, unorganisierter Tod oder das Sterben von jungen Patienten wird als sehr belastend beschrieben." ( S. Kremaier, 2013, S. 34 ).

In der selben Recherchearbeit wird aufgezeigt, dass die größte Belastung für Intensivpflegekräfte darin besteht, dass der Patient künstlich am Leben erhalten wird und somit sein Leiden verlängert wird. Das Betreuen von Patienten und deren Angehörigen, die unnötig und prolongiert Schmerzen und Leid erfahren müssen und denen von den Ärzten oft falsche Hoffnung gemacht wird, wird hier als sehr belastend beschrieben. ( vgl. S. Kremaier, 2013, S. 35 )." Zu einem Dilemma kommt es dann, wenn der Handlungsauftrag der dem Pflegenden durch den Arzt erteilt wird, der empfundenen ethischen Verantwortung in Bezug auf den Fürsorgeauftrag widerspricht, (…). Dies kann zu einer inneren Zerreißprobe führen, die das Gefühl von verzweifelter Mittäterschaft mit sich bringen kann." ( Juchems, 2006, S. 33 ). Auf Grund des vorgegebenen Rahmens dieser Arbeit können nicht alle wesentlichen Faktoren ausgiebig bearbeitet werden. Dennoch muss erwähnt werden, dass ebenfalls das vergebliche Reanimieren eines Patienten, der Umgang mit hirntoten Patienten und deren Vorbereitung zur Organentnahme, das Bewusstwerden der eigenen Sterblichkeit, der Tod vor allem junger Patienten und die eigene Trauer und Angst der Pflegekräfte in diesem Zusammenhang wesentliche Belastungsfaktoren darstellen. (vgl. S. Kremaier, 2013, S. 35 ). Auch die Tatsache, dass in Notfallsituationen alle anderen Patienten auf der Intensivstation auch umfassender Betreuung und Aufmerksamkeit bedürfen, stellt die Pflegekräfte oft vor besondere Herausforderungen.

<u>Konflikte innerhalb des Teams, Konflikte mit Angehörigen</u>

„Je schwieriger (…) die Arbeitsbedingungen sind, desto wichtiger wird das soziale Unterstützungssystem am Arbeitsplatz. Typisch für die Intensivstation (…) ist ein hoher Anspruch des Teams auf größtmögliche Kooperativität (…), oft über den streng beruflichen Rahmen hinaus (Freizeitaktivitäten, Feste etc. ). (…) In einer empirischen Untersuchung gaben 62 % des Pflegepersonals Spannungen in der eigenen Berufsgruppe und 56 % zwischen Pflegepersonal und den Ärzten an. (…). Zwischen Pflegepersonal und Ärzten führen die auf der Intensivstation manchmal notwendigen Kompetenzüberschneidungen ( z.B. bei Notfällen ) zum sichtbaren Ausdruck der Konkurrenz zwischen den beiden, am ähnlichen Ideal orientierten Berufsgruppen. Vor allem die Kombination

„junger Arzt – erfahrene Schwester" birgt entsprechendes Konfliktpotential." ( W. Söllner & W. Wesiack, S. 92- 93 ).

Neben der Betreuung des Patienten, spielt auch die Betreuung der Angehörigen eine wichtige Rolle in der Arbeit der Pflegenden. Angehörige eines Intensivpatienten befinden sich ebenso in einer sehr belastenden Ausnahmesituation und deren Aufmerksamkeit gilt voll und ganz dem ihnen nahestehenden Angehörigen. Dies birgt ein hohes Konfliktpotential. Nicht selten kommt es zu Auseinandersetzungen zwischen Pflegenden und Angehörigen. Während das Pflegepersonal häufig seine volle Aufmerksamkeit dem Patienten widmet, stehen Angehörige mit ihren Ängsten und Sorgen oft alleine da. Es kann beim Pflegepersonal zu Gefühlen der emotionalen Überforderung kommen. Auch passiert es, dass Pflegende in die Situation geraten, das Handeln des Arztes gegenüber den Angehörigen rechtfertigen zu müssen. Den Erwartungen der Angehörigen nicht gerecht werden zu können, kann Gefühle der Machtlosigkeit und Schuld auslösen. (vgl. S. Kremaier, 2013, S. 36 ).

## 4.Wenn aus Belastung Stress wird

Akute Belastungen können in der Regel gut kompensiert werden, wohingegen chronische Belastungssituationen teilweise erhebliche Folgen, wie z.B. Stress haben können. Denn nicht jede Pflegekraft hat die gleiche Strategie und Fähigkeit mit Belastungen umzugehen und zu verarbeiten. (vgl. S. Kremaier, 2013, S. 42 ). Deutlich wird die Bedeutung von Stress am Arbeitsplatz für Pflegende in der NEXT- Studie ( nurses´early exit study). Dort wird beschrieben, dass im Krankenhausbereich mittlerweile jeder fünfte Mitarbeiter regelmäßig an einen Berufsausstieg auf Grund der z.T. o.g. Belastungsfaktoren denkt. (vgl. Simon M, et al., 2005, S. 51 ). Ebenso aussagekräftig ist die Studie des Deutschen Instituts für angewandte Pflegeforschung e.V. ( DIP ), die einen signifikanten Zusammenhang zwischen Belastung und Krankenstand des Personals aufzeigt. (vgl. Deutsches Institut für angewandte Pflegeforschung e.V., 2012, S.51). Im Anhang finden sich hierzu Grafiken. (Abbildung 1 u. 2 ).

### 4.1 Definition

Es gibt viele verschiedene Definitionen von Stress. Eine Auswahl davon ist Bestandteil dieser Arbeit. Stress wird von A. Bürger-Mildenberger wie folgt definiert:

„ Aus dem Englischen : Druck, Anspannung, Belastung. Stress ist ein Zustand des Organismus, der durch ein spezifisches Syndrom ( erhöhte Sympathikusaktivität, vermehrte Ausschüttung von Katecholaminen, Blutdrucksteuerung u.a. (…) ) gekennzeichnet ist und durch verschiedene Reize ausgelöst werden kann. (...) Stress ist eine Reaktion des Individuums auf seine Umwelt, durch die es in

kürzester Zeit Energien freisetzen kann, um extreme Muskelleistungen zu bringen und dadurch Bedrohungen zu überleben (…). Ausgelöst wird eine Stressreaktion durch physiologische und psychosoziale Ursachen, die sowohl Pflegende als auch Patienten einer Intensivstation betreffen."
( A. Bürger-Mildenberger, 2008, S. 42 ).

Stress ist nach Selye, dem „Vater" der Stressforschung, die unspezifische Reaktion des Organismus auf jegliche Anforderungen. (vgl. Frey et al.,1988, S. 429).

Nach Nitsch versteht man unter Stress eine Sammlung von Begriffen, in der häufig sowohl Stressoren oder Belastungsfaktoren als auch Stressreaktionen oder Stressfolgen zusammengefasst werden. (vgl. Nitsch, 1989, S. 230 ).

So unterschiedlich die verschiedenen Definitionen auch sein mögen, haben sie doch Gemeinsamkeiten. Sie nennen als Grund für das Auftreten von Stress eine belastende Situation ( Stressor ), die den Körper dazu veranlasst mit physischen und psychischen Veränderungen zu reagieren.

## 4.2 Formen von Stress

„Nach einem Konzept von Hans Selye unterscheidet man zwei Arten von Stress: positiven Stress (auch Eustress) und negativen Stress (auch Disstress oder Dysstress, engl. *distress*). Die griechische Vorsilbe εὖ (*eu*) bedeutet „wohl, gut, richtig, leicht", die griechische Vorsilbe δύς (*dys*) bedeutet „miss-, schlecht". „ ( Wikipedia – Die freie Enzyklopädie, 2016 ).

## Distress

Distress bedeutet negativer Stress. R. Ganster kommt in seiner Diplomarbeit zu dem Schluss, dass es zu einer Dysbalance der Gefühle kommt. „Das bedeutet die Nichtbefriedigung vitaler Bedürfnisse, bzw. die Stimulierung der Unlustareale im limbischen System. Es folgt ein „Paniksignal", das dem Stammhirn signalisiert, Hormone in den Blutstrom zu leiten. Diese Hormone sind die Stresshormone, welche den Herzschlag, Pulsfrequenz, Blutdruck und auch die Blutzusammensetzung beeinflussen. (…). Langfristig ist Distress schädlich für den Organismus und kann bekannte Krankheiten nach sich ziehen. Zu nennen sind das Burn-Out-Syndrom, das psychische Belastungssyndrom und depressive Zustandsbilder. Weitere psychosomatische Symptome wie Kopfschmerzen, Müdigkeit, Abgeschlagenheit oder auch gastrointestinale Erkrankungen wie Ulcera sind möglich." ( R. Ganster, 2009, S. 51 ).

<u>Eustress</u>

„Als Eustress werden diejenigen Stressoren bezeichnet, die den Organismus positiv beeinflussen. Ein grundsätzliches Stress- bzw. Erregungspotenzial ist für das Überleben eines Organismus unabdingbar. Positiver Stress erhöht die Aufmerksamkeit und fördert die maximale Leistungsfähigkeit des Körpers, ohne ihm zu schaden. Im Gegensatz zum Disstress wirkt sich Eustress auch bei häufigem, langfristigem Auftreten positiv auf die psychische oder physische Funktionsfähigkeit eines Organismus aus. Eustress tritt beispielsweise auf, wenn ein Mensch zu bestimmten Leistungen motiviert ist oder Glücksmomente empfindet." ( Wikipedia – Die freie Enzyklopädie, 2016 ).

Betrachtet man die Ausführungen bzgl. Distress und Eustress, wird schnell klar, dass die in Kapitel 3 genannten Belastungsfaktoren für Intensivpflegepersonal dem Distress zuzuordnen sind.

Welche Folgen kann dieser Distress also für den Menschen haben ? Darauf wird im folgenden Kapitel näher eingegangen.

<u>4.3 Auswirkungen von Stress – häufige stressbedingte psychische Erkrankungen</u>

<u>Burn-out-Syndrom</u>

"Trotz unterschiedlicher Prävalenzzahlen zu Burnout-Entwicklung bleibt es Fakt, dass ein hoher Prozentsatz an Mitarbeitern in der Intensivmedizin an einem berufsbedingten psychophysiologischen Erschöpfungszustand erkrankt." ( Kantner-Rumpelmair W, et al. 2011, S. 330-333 ).

R. Ganster beschreibt in seiner Diplomarbeit eine Definition des Krankheitsbildes nach Maslach und Jackson. In der wird das Burn-Out-Syndrom als ein Zusammenspiel folgender Symptome beschrieben :

– emotionale Erschöpfung ( durch Kontakt mit anderen Menschen überansprucht und ausgelaugt sein )
– Entpersönlichung ( gefühllose und abgestumpfte Reaktion auf die Empfänger der eigenen Dienstleistung und Fürsorge )
– und reduzierter Leistungsfähigkeit (vgl. R. Ganster, 2009, S. 66 ).

A. Bürger- Mildenberger beschreibt das Krankheitsbild etwas ausführlicher. Sie führt eine Liste an Symptomen an, die ein Burn-Out-Syndrom kennzeichnen können. Sie reicht von emotionaler Erschöpfung, Apathie, Unzufriedenheit, Unlust, Konzentrationsschwäche, Aggression, verstärktem Auftreten von psychosomatischen Beschwerden, Desillusionierung, extremem Essverhalten bis hin zu starkem Konsum von Nikotin, Kaffee, Alkohol und Drogen und privaten Problemen in

Partnerschaft und sozialem Umfeld. ( vgl. A. Bürger-Mildenberger, 2008, S. 45 ).

Zu Beginn der Erkrankung zeigen Pflegende oft ein vermehrtes Engagement oder Hyperaktivität. Im weiteren Verlauf sind die Pflegenden gekennzeichnet durch zurückgehende Motivation, innerliches auf Distanz gehen, die Pflege wird auf das Nötigste reduziert, die Einstellung dem Patienten gegenüber wird zunehmend negativ und es kommt vermehrt zu Konflikten innerhalb des Teams und gehäuften Fehlzeiten. All das endet in innerlicher Leere und Depression. ( vgl. A. Bürger-Mildenberger, 2008, S. 45 ). Schmidbauer beschreibt zusätzlich einen kompensierten Burn-Out." Dazu gehören die Berufstätigen, die einen inneren Ausstieg aus dem Beruf verbergen, um keine Schwierigkeiten zu bekommen. Sie leisten Dienst nach Vorschrift und bemühen sich, ihr mangelndes Engagement unauffällig zu halten oder Ausreden zu ersinnen,(...)."( Schmidbauer, 2002, S. 18 ).

Posttraumatische Belastungsstörung ( PTBS )

Im Larsen wird die posttraumatische Belastungsstörung als verzögerte oder verlängerte Reaktion auf eine extreme Belastung definiert. Sie kann nicht nur als Folge selbst erlittener Traumen auftreten, sondern auch bei Berufsgruppen, die häufig Extremsituationen, Leid andere Menschen oder deren Tod ausgesetzt sind. Die Störung manifestiert sich als Symptom einer erhöhten psychischen Sensitivität und Erregung, die vor der Belastung nicht vorhanden waren:

- Ein- und Durchschlafstörungen mit sich aufdrängenden Erinnerungen oder Alpträumen;
  wiederholtes Erleben des Traumas
- Reizbarkeit und Wutausbrüche
- emotionaler und sozialer Rückzug
- Verlust der Lebensfreude
- Konzentrationsstörungen
- Überwachheit
- erhöhte Schreckhaftigkeit

In der Regel treten diese Symptome, laut Larsen, innerhalb von sechs Monaten nach dem belastenden Ereignis oder einer Belastungsphase auf und halten mindestens einen Monat an. ( Larsen, 2012, S. 524 ).

Depression

„Die **Depression** (von lateinisch *deprimere* „niederdrücken") ist eine psychische Störung. Ihre Zeichen sind negative Stimmungen und Gedanken sowie Verlust von Freude, Lustempfinden, Interesse, Antrieb, Selbstwertgefühl, Leistungsfähigkeit und Einfühlungsvermögen. (…)

In der Psychiatrie wird die Depression den affektiven Störungen zugeordnet." ( Wikipedia – Freie Enzyklopädie,2016).

Vergleicht man die Symptome mit denen des Burn-Out-Syndroms erkennt man auffallend viele Parallelen und Überschneidungen. Enzmann und Kleiber kommen zu dem Schluss, dass Burn-Out und die Depression zwar viele Gemeinsamkeiten haben, die Depression aber abzugrenzen ist, da sie alle Lebensbereiche betrifft, im Gegensatz zum Burn-Out, der überwiegend das Arbeitsleben beeinflusst. Viel mehr lässt sich die Depression als eine mögliche Folge des Burn-Out-Syndroms sehen und spielt insofern diesbezüglich natürlich eine große Rolle.( vgl. Enzmann, Kleiber, 1989, S.87-92 ).

Kremaier beschäftigte sich mit einer Umfrage unter Intensivpflegepersonal um das Vorkommen von Depressionssymptomen zu verdeutlichen." 31 % der Befragten Intensivpflegepersonen gaben an, Symptome einer Depression zu haben, 35 % gaben an, Symptome der Angst oder Depression zu verspüren" ( Kremaier S., 2013, S. 46 ).

Psychosomatische Krankheitsbilder

Die Psychosomatik kann hier nur in ihren Ansätzen beschrieben werden. Axel Schweickhardt definierte 2005 die Psychosomatik wie folgt:

„Psychosomatik bedeutet, dass Körper und Seele zwei untrennbar miteinander verbundene Aspekte des Menschen sind, die nur aus methodischen Gründen oder zum besseren Verständnis unterschieden werden. Dies bedingt keine »lineare« Kausalität in dem Sinne, dass psychische Störungen körperliche Krankheiten verursachen. Solches würde zu einem Dualismus führen, bei dem es Krankheiten mit psychischer Genese und Krankheiten mit somatischer Genese gäbe. (…) Ein einheitliches Modell für die Wechselwirkungen zwischen Körper, psychischen Prozessen und Umwelt existiert nicht. Meist werden Teilaspekte beschrieben, die von unterschiedlichen Theorien aufgenommen werden." ( Schweickhardt A. Et al., 2005, S. 5 u. 7 ).

Wird die Seele also krank, kann sich dies in körperlichen Symptomen jeglicher Art manifestieren. Rudolf G. Und Henningsen P. beschreiben z.B. somatoforme Störungen in folgenden Bereichen: Essstörungen ( jeglicher Art ), Persönlichkeitsstörungen, Schmerzen ( jeglicher Art ), funktionelle Sexualstörungen, Kardiologie, Gynäkologie und Onkologie. (vgl. Rudolf G., Henningsen P., 2013, S. 9 ).

Was kann man also als Pflegekraft tun, um nicht an einer der psychischen Folgeerscheinung der immensen Belastungen, die auf einer Intensivstation vorherrschen, zu erkranken ? Ein Auszug der wichtigsten Bewältigungsstrategien finden sich im Folgenden.

## 5. Bewältigungsstrategien seitens Arbeitnehmer und Arbeitgeber

Abwehrreaktionen beim Behandlungsteam

„Die betroffene Person hat mehrere Einflussmöglichkeiten der Erkrankung entgegen zu wirken. (…). Kernpunkt ist die Identifizierung bzw. die Vermeidung von Stressoren und die Entwicklung neuer Stressbewältigungsformen."( Ganster R., 2009, S. 72 ).

Beispiele für Stressbewältigungsformen sollen im Folgenden erläutert werden.

„Für die Bewältigung der verschiedenen Belastungssituationen auf der Intensivstation werden vom Behandlungsteam zahlreiche Abwehrreaktionen bzw. -mechanismen eingesetzt:

- gesteigerte Aktivität

- Vermeidung

- Verleugnung

- Verschiebung und Projektion" (Larsen, 2012, S. 524 ).

D.h. in sehr ruhigen Phasen kommen Unruhe, Hyperaktivismus und Gereiztheit zum Ausdruck. Oder das Personal zieht sich vom Patienten zurück und beschäftigt sich vorrangig mit der Apparatemedizin. Das oft exaltierte fröhliche Verhalten, der raue Ton oder albernes Verhalten auf Intensivstationen muss hier als eine Form der Verleugnung angesehen werden. Sündenböcke eignen sich hervorragend als Projektionsfläche der eigenen Be- oder Überlastungssituation. ( vgl. Larsen, 2012, S. 523-524 ).

Arbeitnehmerstrategien

Sport und körperliche Aktivität

Es ist erwiesen, dass körperliche Aktivität einen besonders positiven Einfluss auf unseren Körper und unsere psychische Verfassung hat. Durch die beim Sport freigesetzten Endorphine lassen sich Stresshormone abbauen und der Körper kann sich erholen. Klein und Becker erwähnen, dass Menschen, die einen körperlich stark belastenden Beruf ausüben, in der Regel körperlich weniger aktiv sind bzgl. sportlicher Aktivitäten. (vgl. Klein T & Becker S., 2008, S. 230 ). So ist es nicht verwunderlich, dass dies auch auf das körperlich stark belastete Intensivpflegepersonal zutrifft. Sport wirkt

sich in vielerlei Hinsicht positiv aus. Neben den direkten Auswirkungen auf Stoffwechsel, Über-
gewicht, kardiovaskuläre Funktionen, Entspannung und psychische Leistungsfähigkeit, benennt
Lessow ebenfalls positive Effekte resultierend aus der Ausschüttung von Endorphinen. Struktur im
Alltag durch regelm. Termine, Erfolgserlebnisse beim Sport, Kontakt mit Menschen und
das Durchbrechen negativer Gedanken durch Sport sind weitere Folgen von sportlicher Aktivität.
( vgl. Lessow A., 2015, S. 31-32 ).


Entspannungsstrategien

Die im Folgenden genannten Entspannungsstrategien zielen sowohl auf die psychische als auch auf
die körperliche Ebene ab. " Entspannungsverfahren (synonym: Entspannungstechniken, Entspan-
nungsmethoden) sind übende Verfahren zur Verringerung körperlicher und geistiger Anspannung
oder Erregung. Körperliche Entspannung und das Erleben von Gelassenheit, Zufriedenheit und
Wohlbefinden sind eng miteinander verbunden. Entspannungsverfahren werden als Behandlungs-
verfahren in der Psychotherapie und allgemein zur Psychohygiene genutzt". (Wikipedia, Freie Enzyklopädie, 2016 ).

Am häufigsten finden sich im Bereich der Entspannungsverfahren Techniken, wie Autogenes Trai-
ning, Hypnose, Meditation, Yoga, progressive Muskelentspannung oder Biofeedback . All diese
Verfahren dienen dem Zweck, das Stressniveau zu senken und Belastungen zu verarbeiten.


Das soziale Umfeld

Ganster zufolge, ist eine ausgewogene Balance zwischen Privat- und Berufsleben besonders notwendig und wichtig. Ein stabiles soziales Umfeld und Unterstützung innerhalb der Familie kann
einen in schwierigen Zeiten auffangen und Halt geben. (vgl. Ganster R., 2011 , S. 116-119 ). Gerade
weil das soziale Umfeld der Pflegenden oft unter den Arbeitszeiten und -bedingungen leidet, sollte
man soziale Kontakte unbedingt pflegen. Da Pflegekräfte auf Grund der Schichtarbeit und Wochen-
enddienste oft mehr Zeit mit Kollegen und Kolleginnen verbringen als mit der Familie oder Freunden, stellen auch Diese einen wichtigen Bestandteil im sozialen Umfeld dar. (vgl. Lessow A., 2015,
S. 34 ). Als besonders stark belastend empfundene Situationen können hier unter ruhigeren Rah-
menbedingungen besprochen werden. Oft empfinden Pflegekräfte dies als befreiend. Der Rückhalt
der Familie ist gerade dann besonders wichtig, wenn der Betroffene sich psychisch belastet fühlt
und eventuell sogar schon Folgeerscheinungen zu Tage treten. (vgl. ebd. S. 116-119 )

Akzeptanz von unveränderlichen Belastungsfaktoren

Wie in Kapitel 3.2 erwähnt, stellt für Intensivpflegepersonal die Tatsache, dass in absolut hoff-
nungslosen und aussichtslosen Situationen Maximaltherapie betrieben wird, oft eine große psychische Belastung dar. In solchen Situationen rät Lessow zur Akzeptanz der Belastung, da es für diese
spezielle Situation für die Pflegekraft in diesem Moment keine Lösung zu geben scheint.
Sie ist verpflichtet die Intensivtherapie und -pflege bis zum Ende durchzuführen. ( vgl. Lessow A.,
2015, S. 36 ).

Arbeitgeberstrategien

Supervision und Coaching

Groß nennt Supervision eine Möglichkeit zur Vorbeugung von stressbedingten Erkrankungen, expli-
zit dem Burn-Out-Syndrom. Hier werden alle Beteiligten ernst genommen und als gleichwertige
Diskussionspartner betrachtet. (vgl. Groß C., 2008, S. 244 ). " Fallsupervision, Teamsupervision
und auch Einzelsupervision reduzieren die Belastungserfahrung von Pflegekräften deutlich und er-
möglichen die Entwicklung von individuellen Copingstrategien zum Erhalt und Neugewinn von Re-
silienz" ( Doppelfeld S., 2013, S. 301-318 ). Die Teamsupervision bietet eine Möglichkeit, neben
Problemen mit Patienten auch Teamkonflikte zu bearbeiten. Die Gruppensupervision unterscheidet
sich hierbei im Wesentlichen dadurch, dass sie aus Teilnehmern unterschiedlicher Institutionen besteht. Es besteht also die Möglichkeit auch Teilnehmer einzuladen, die nicht Teil des Pflegeteams
sind. Einzelsupervisionen ( Coaching ) werden bevorzugt von Leitungspersonen in Anspruch genommen. Eine spezielle Form der Supervision sind die Balint-Gruppen. Dies ist eine psychoanaly-
tische Form der Gruppensupervision. Dies war ursprünglich ein Verfahren zur Supervision von Ärzten. (vgl. Bürger- Mildenberger A., 2008, S. 48 ).
Schmidbauer beschreibt Teamsupervision als „eine Möglichkeit, die professionelle Entwicklung
von Teams und einzelnen Mitarbeitern zu fördern, (…). Längst ist auch nachgewiesen, dass in Einrichtungen, die Teamsupervision eingeführt haben, der Krankenstand geringer ist als in Einrichtungen, die sie ablehnen.(...) In vielen Teamsupervisionen, an denen die unterschiedlichsten Berufsgruppen teilnehmen, z.B. Ärzte, Psychologen, Sozialpädagogen und Pflegende, habe ich den Ein-
druck gewonnen, dass die Pflegenden am meisten von einer kontinuierlichen und engagierten Teamsupervision profitieren." ( Schmidbauer W., 2002, S. 115-117 ).
Die europäische Kommission für Beschäftigung, Soziales und Integration beschreibt in ihrem Leit-
faden u.a. Maßnahmen wie Gesundheitszirkel, Mitarbeiterbefragungen, Mitarbeitergespräche, fach-
liche Aus- und Weiterbildung, Vorwärtsrotation im Dienstplan ( Früh-Spät-Nacht ), das Einräumen

15

der Möglichkeit zur soz. Unterstützung und das Wahrnehmen der Fürsorgepflicht bei hoher Über-
stundenanzahl. (vgl. Europäische Kommission für Beschäftigung, Soziales und Integration, 2010, S.
187-189 ).


## 6. Fazit und Ausblick

In dieser Hausarbeit wollte ich thematisieren, wie uns Pflegende die Tätigkeit auf der Intensivstation beeinflusst und wie wir mit den uns gebotenen Belastungsfaktoren umgehen, um selbst gesund
zu bleiben. Ich habe mich auf Grund des mir vorgegebenen Rahmens auf die psychischen Belastungen beschränkt. Erschreckend bei der Auseinandersetzung mit der Thematik war für mich, dass der
Trend immer mehr dahin geht, dass viele Kollegen schon frühzeitig über einen Berufsausstieg nach-
denken oder bereits ausgestiegen sind. ( s. Abbildung 1 im Anhang ). Es scheint also großen Hand-
lungsbedarf zu geben und der Einfluss der Belastungsfaktoren auf die Gesundheit der Pflegekräfte
groß zu sein.  Hinsichtlich des immer größer werdenden Problems des Personalmangels, ist die ad-
äquate Versorgung der Patienten in manchen Situationen nicht mehr zu 100 % gewährleistet. Meiner Meinung nach stellt die dauerhafte personelle Unterbesetzung das größte Problem bzgl. der in
der Arbeit genannten Belastungsfaktoren dar. Es gibt dennoch Ansatzpunkte, um die Auswirkung
dieser Faktoren zu verringern. Hier erscheinen mir die  wichtigsten Aspekte der Sport, bzw. die körperliche Aktivität für die Pflegekraft selbst und die Supervision seitens des Arbeitgebers zu sein.
Leider zeigt zumindest meine Erfahrung, dass das Instrument der Supervision zu wenig genutzt
wird.

Ein Schritt in die richtige Richtung scheint mir die momentane Entwicklung hinsichtlich einer Per-
sonaluntergrenze auf z.B. Intensivstationen zu sein, wie es in der Pressemitteilung des Bundesge-
sundheitsministeriums vom 7.3.2017 thematisiert wird. ( vgl. https://www.bmg.bund.de ). Dies zeigt
deutlich, dass die Problematik auch in der Politik angekommen und ins öffentliche Bewusstsein ge-
langt ist. Es bleibt zu hoffen, dass Bundesgesundheitsminister H. Gröhe diese Entwicklung voran-
treibt und ein solches Gesetz ab 2019, in sinnvollem Maße, tatsächlich in Kraft tritt.

Auf Grundlage dieser Arbeit werde ich in Zukunft bei Kollegen und mir selbst genauer auf Anzei-
chen einer zu großen psychischen berufsbedingten Belastung oder sogar eines drohenden Burn-Out-
Syndroms achten und versuchen dem entgegen zu wirken.

# 7. Anhang

Abbildung 1

Auszug aus der Auswertung der NEXT Studie ( Gedanken an Berufsausstieg bei Pflegepersonal )

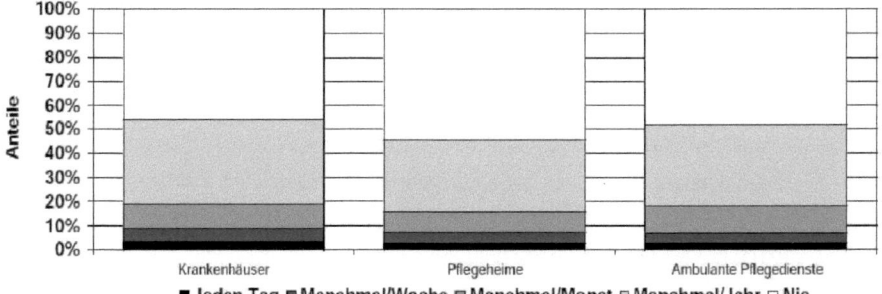

Abbildung 2

Auszug aus dem Pflege-Thermometer 2012 des DIP ( Krankenstand / Belastungssituationen )

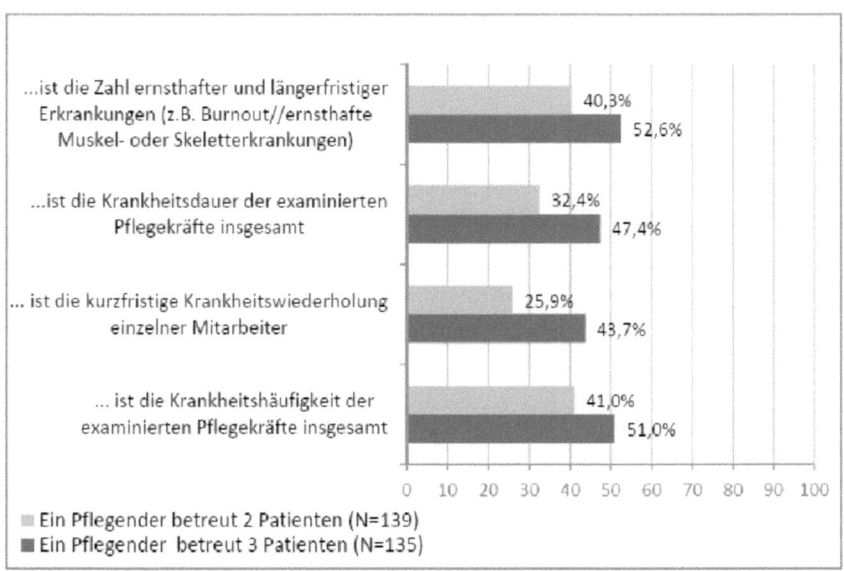

# 8. Quellenverzeichnis

Bürger-Mildenberger A., 2008, Klinikleitfaden Intensivpflege 4. Auflage

Bundesgesetzblatt Teil I, 1975, Arbeitsstättenverordnung

Bundesministerium für Gesundheit, Pressemitteilung, nachzulesen unter
https://www.bundesgesundheitsministerium.de/fileadmin/Dateien/4_Pressemitteilungen/2017/2017_
1/170307_17_PM_Staerkung_der_Pflege_im_Krankenhaus.pdf ( Zugriff 9.3. 2017 )

Dammer, M. (2001). Die Notfallsituation als Belastung in der Intensivpflege: Eine Problemanalyse.
Intensiv, (9)

Deutsche Gesellschaft für Fachkrankenpflege und Funktionsdienste e.V. , Empfehlung zur qualitati-
ven und quantitativen Personalbesetzung von Intensivstationen, nachzulesen unter
http://www.dgf-online.de/empfehlung-zur-qualitativen-und-quantitativen-pflegepersonalbesetzung-
von-intensivstationen/ ( Zugriff 10.11.2016 )

Deutsches Institut für angewandte Pflegeforschung e.V. , Pflegethermometer 2012 , nachzulesen unter http://www.dip.de/fileadmin/data/pdf/projekte/Pflege_Thermometer_2012.pdf ( Zugriff
10.11.2016 )

Doppelfeld S., 2013, Psychische Belastung von Pflegekräften: Supervision gegen das Ausbrennen
auf der Intensivstation? Kontext: Band 44, Ausgabe 3, S. 301-318 , nachzulesen unter
http://www.vr-elibrary.de/doi/abs/10.13109/kont.2013.44.3.301#.WCd4t9XhCUk ( Zugriff 12.11.
2016 )

Enzmann, Kleiber, 1989, Helfer-Leiden, Stress und Burnout in psychosozialen Berufen

Europäische Kommission für Beschäftigung, Soziales und Integration, 2010, Sicherheit und Gesundheit bei der Arbeit um Gesundheitswesen

Frey, Graf Hoyos, Stahlberg (1988), Angewandte Psychologie. Ein Lehrbuch

Ganster R., 2009, Psychische Belastungen des Intensivpflegepersonals - Eine qualitative Studie an Intensivstationen in Wien

Ganster R., 2011, Psychische Belastungen aus Sicht der Pflege, Intensiv, (19)
Groß C., 2008, Burn-Out-Syndrom bei Intensivpflegepersonal, Intensiv, (16)

Hoffmann H., et al., 1993, 0-Dezibel+0 Dezibel= 3 Dezibel, Schmidt Verlag

Intensivverlegungsdienst Mitteldeutschland, nachzulesen unter http://www.itw-thueringen.de/index.php?id=27 ( Zugriff 8.11.2016 )

Juchems S., 2006, Therapiebruch in der Intensivpflege, Intensiv, (14)

Kantner-Rumpelmair W, Lorenz I (2011), Stress und Burnout auf Intensivstationen. Intensivmed 46, S- 330–333

Klein T. & Becker S., 2008, Gibt es wirklich eine Reduzierung sportlicher Aktivität im Lebenslauf?, Zeitschrift für Soziologie Jg. 37, Heft 3

Kremaier, S. ( 2013 ). Psychische Belastungsfaktoren von Pflegepersonal auf Intensivstationen. Literaturrecherche

Larsen, 2012, Anästhesie und Intensivmedizin für die Fachpflege, 8. Auflage

Lessow A., 2015, Belastungen und Bewältigungsstrategien von Pflegenden auf der Intensivstation, Bachelorarbeit

Maier W. , Beanspruchung und Belastung , nachzulesen unter http://wirtschaftslexikon.gabler.de/Archiv/56969/beanspruchung-und-belastung-v5.html ( Zugriff 8.11.2016 )

Nitsch, 1989, Psychologie in Notfallmedizin und Rettungsdienst

Patient Safety in the Intensiv Care Unit, Multidisciplinary Joint Commission for Intensive Care Medicine 2010

19

Schrader D., Schrader N. , 2001,  Lärm auf Intensivstationen und dessen Auswirkungen auf Patienten und Personal. Teil I. Intensiv, (9)


Schmidbauer W., 2002, Helfersyndrom und Burnout- Gefahr


Schweickhardt A., et al. 2005, Psychosomatische Medizin und Psychotherapie
Simon M., et al., 2005, Auswertung der ersten Befragung der NEXT-Studie in Deutschland. Universität Wuppertal, nachzulesen unter http://www.next.uni-wuppertal.de  ( Zugriff 15.11.2016 )


W. Söllner & W. Wesiack, Lehrbuch der Anästhesiologie und Intensivmedizin: Band 2, Intensivmedizin


Wikipedia - Die freie Enzyklopädie , nachzulesen unter https://de.wikipedia.org/wiki/Stressor ( Zugriff 11.11.2016 )


Wikipedia - Die freie Enzyklopädie, nachzulesen unter
https://de.wikipedia.org/wiki/Entspannungsverfahren (Zugriff 12.11.2016  )


Van Aken et al.,2007,  Intensivmedizin, Thieme Verlag

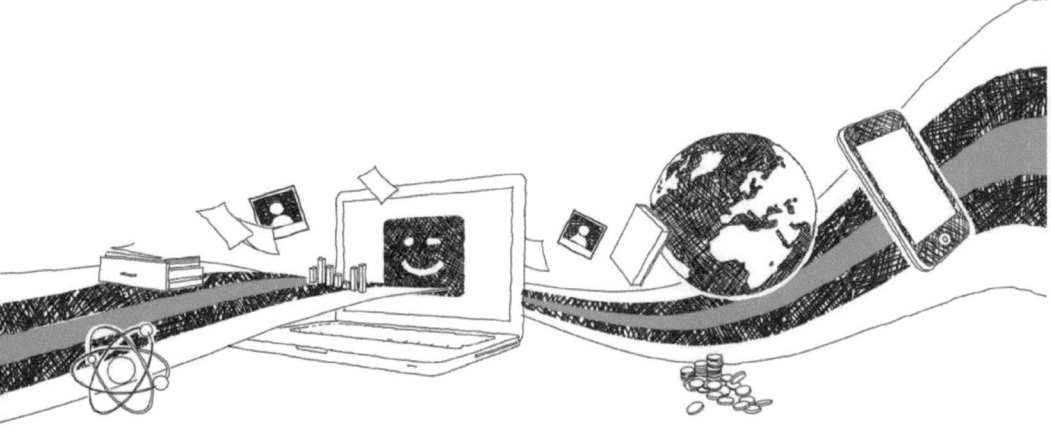